Accidents hystériques épileptiformes survenus à la suite de morsures faites par un chien non enragé et guéris par un simulacre de traitement pastorien.

LEÇON DE M. LE Pr PITRES

Recueillie par le Dr SADRAZÈS, chef de clinique.

Messieurs,

L'observation qui va faire l'objet de la leçon d'aujourd'hui pourrait être intitulée : « *Contribution à l'étude clinique du rôle de l'auto-suggestion dans la pathogénie et le traitement de certains syndromes névropathiques.* » Elle démontre, en effet, dans un cas particulier où il a été facile de suivre, pour ainsi dire pas à pas, l'enchainement des événements, l'influence évidente d'une idée préconçue sur la production d'une série d'accidents nerveux d'apparence fort graves, et l'influence non moins évidente d'une autre idée préconçue sur la disparition de ces mêmes accidents.

En quelques mots, voici le fait : Un homme jeune, jusqu'alors bien portant, est mordu, le 1er août 1890, par un chien qu'il croit atteint d'accès épileptiques survenant périodiquement tous les trois ou quatre mois. Il s'imagine que cette maladie est transmissible à l'homme, et, le 29 octobre (trois mois après la morsure), il a des accès convulsifs épileptiformes qui se reproduisent, avec une intensité vraiment inquiétante, le 29 mars 1891, le 7 septembre de la même année et le 11 janvier 1892. A cette époque, le malade paraissant bien convaincu que son mal ne pouvait être guéri que par le traitement pastorien, on lui fait, pendant quinze jours, des injections hypodermiques d'eau stérilisée, en lui laissant croire que le liquide injecté provient directement du laboratoire de M. Pasteur, et ce traitement purement psychique est suivi de la disparition complète et radicale des accidents.

Ainsi raconté, ce cas ferait sans doute assez bonne figure parmi les anecdotes plus ou moins authentiques sur lesquelles reposait jadis l'histoire des maladies nerveuses. Mais la science moderne est plus exigeante. Elle procède de documents précis. Aussi permettez-moi de vous rappeler tout d'abord les détails de l'observation clinique de notre malade. Nous essaierons ensuite d'en tirer quelques-unes des déductions théoriques et pratiques qu'elle comporte.

I

Laf... Ernest, né en 1868, est entré à l'hôpital Saint-André de Bordeaux (Salle XVI, Lit 10) le 29 octobre 1890.

Ses *antécédents héréditaires* sont bons. Son *père* a succombé à une affection du cœur à l'âge de 49 ans; il était d'une humeur égale et n'avait jamais eu d'accidents nerveux. Sa *mère*, âgée de 45 ans, jouit d'une bonne santé; elle est fort impressionnable mais n'a pas eu d'attaques de nerfs. Laf... a un *frère* et une *sœur*, âgés de 21 et 23 ans, qui sont tous deux très bien portants.

Ses *antécédents personnels* ne relèvent aucune prédisposition morbide. Au dire de sa mère, il aurait eu, pendant sa première enfance, une petite attaque de vers; mais depuis lors on n'aurait jamais constaté d'absences, de vertiges ni de convulsions. Il n'a jamais fait d'excès alcooliques et n'a pas eu la syphilis. Marié à 18 ans, en 1886, il a eu une fillette actuellement âgée de 7 ans, qui se porte tout à fait bien. Lui-même est pâle, un peu chétif, mais il n'a jamais eu que des indispositions passagères. Son intelligence est vive, quoique peu cultivée.

Début de la maladie. — Laf... était employé depuis 1889, en qualité de manœuvre, dans une imprimerie de la ville, et son patron, grand amateur de chiens, possédait, entre autres animaux de cette espèce, un grand dogue d'Ulm, très vigoureux et très méchant.

Le 1er août 1890, Laf..., ayant à faire quelques courses, reçut l'ordre d'emmener le chien avec lui. Au départ, l'animal paraissait très doux et très docile, mais, après une heure de promenade, il devint tout à coup agité. Il se mit, sans cause connue, à courir à l'aventure, les yeux injectés de sang, la gueule écumante. Pour le calmer, Laf... eut la malencontreuse idée, en passant près d'une fontaine, de chercher à l'asperger. Mal lui en prit, car le chien, excité par cette provocation, s'élança sur lui, le renversa et le mordit profondément aux deux mains.

Très effrayé, Laf... se rendit immédiatement chez le pharmacien le plus proche, qui se contenta de laver les plaies à l'eau phéniquée et de les recouvrir d'un pansement antiseptique. Un vétérinaire consulté aussitôt après examina soigneusement le chien, affirma qu'il ne présentait aucun symptôme de rage et que les lésions résultant de ses morsures devaient être soignées comme des plaies simples. Elles guérirent, en effet, sans complication d'aucune sorte, au bout d'une vingtaine de jours. Quant au chien, il continua à se bien porter et à faire les délices de son maître.

Pendant la durée de son traitement, Laf..., incapable de travailler, faisait toutefois des visites fréquentes à l'atelier. On y parlait beaucoup du chien; on blâmait hautement le patron de ne l'avoir pas fait abattre ou tout au moins de ne pas le tenir à l'attache; on le croyait atteint d'épilepsie à accès trimestriels, et on échangeait à ce sujet des remarques qui étaient considérées comme probantes: Il avait, disait-on, mordu le patron vers le mois de février, le contremaître dans le courant du mois de mai, et Laf... au mois d'août. Sans doute le patron n'avait pas eu d'accidents, mais peut-être s'était-il fait soigner à temps à l'insu de ses ouvriers. Quant au contremaître, tout le monde savait qu'il avait eu, trois mois après la morsure, un tournement de tête qui avait déterminé sa chute dans une cave; on rapportait ce tournement de tête à un petit accès d'épilepsie. L'atténuation des symptômes s'expliquait par la légèreté des morsures qui les avaient provoqués. Bref, on se préoccupait énormément de ce qui allait arriver à Laf... En raison de la profondeur de ses morsures, on le croyait menacé d'accidents très sérieux et on ne le lui cachait point. Sa femme et sa mère, tenues au courant de tous les racontars de l'atelier, en étaient extrêmement alarmées et ne cessaient de faire part de leurs inquiétudes au blessé.

Tous ces commérages ne pouvaient laisser Laf... indifférent. Il n'avait aucune crainte de la rage, parce que l'avis du vétérinaire qu'il avait consulté lui semblait concluant, et, surtout, parce qu'il voyait lui-même, tous les jours, le chien libre et bien portant; mais il était loin d'être aussi rassuré relativement à l'épilepsie. Néanmoins ses craintes n'altéraient pas sensiblement la gaîté de son caractère, et il paraissait relativement moins préoccupé que les personnes de son entourage. Il commençait même à se croire à l'abri de tout danger, quand, dans la nuit du 28 au 29 octobre, c'est-à-dire quatre-vingt-sept jours après la morsure, il fut pris brusquement, au milieu de son sommeil, d'une violente attaque convulsive. C'est à minuit que débutèrent les convulsions, sans prodromes, sans cri initial. Elles durèrent, avec des alternatives de calme relatif et d'exacerbation, jusqu'à neuf heures du matin. Le malade était sans connaissance, les yeux grands ouverts, le regard fixe; de temps en temps, ses membres étaient agités de secousses précipitées; sa figure était horriblement grimaçante; une écume sanglante s'échappait de ses lèvres; pas de relâchement des sphincters. Vers neuf heures survint un sommeil stertoreux à la faveur duquel le malade fut transporté à l'hôpital. Il resta dans le coma jusqu'à midi, et quand il reprit ses sens, il fut tout surpris de se trouver hors de chez lui, car il n'avait aucun souvenir des événements qui avaient précédé son entrée.

Nous le vîmes le lendemain matin. Il ne se plaignait que d'un peu de lassitude. Sa respiration était calme, régulière; son intelligence parfaitement lucide. Il nous raconta, avec un grand luxe de détails, les circonstances dans lesquelles il avait été mordu et les craintes que lui inspirait la maladie présumée du chien. Il nous confirma ce que nous avait déjà dit sa femme, à savoir qu'il n'avait éprouvé ni le 28 octobre ni les jours précédents, aucune douleur locale, aucune modification du caractère et qu'il avait été fort étonné de se réveiller à l'hôpital après s'être couché chez lui en parfaite santé.

Dans ces conditions, il était bien évident que nous n'avions pas affaire à un cas de rage. De quoi s'agissait-il donc? L'examen auquel nous soumîmes le malade ne nous fournit aucun signe permettant d'établir un diagnostic précis. Les grands viscères (cœur, poumon, foie, estomac) étaient manifestement sains. Les urines ne contenaient ni sucre, ni albumine. Le fonctionnement des centres nerveux paraissait absolument normal. La sensibilité de la peau et des muqueuses était intacte. Pas de zones spasmogènes, pas de rétrécissement du champ visuel, pas de diathèse de contracture. Réflexes rotuliens, plantaires, abdominaux, pharyngiens, pupillaires normaux. Un seul signe avait peut-être la signification d'un stigmate hystérique : c'était l'analgésie profonde de la région épigastrique. On pouvait, en effet, comprimer énergiquement le creux de l'estomac du malade, voire même y frapper de violents coups de poing sans provoquer la sensation d'angoisse douloureuse que déterminent habituellement, sur des sujets sains, les traumatismes les plus légers de cette région.

Laf... resta un mois à l'hôpital sans avoir de nouveaux accidents. Nous causions souvent avec lui, le matin, à la visite, et, presque toujours, il en arrivait à nous parler de la maladie du chien qui l'avait mordu. « Cet animal est épileptique, nous disait-il, et l'épilepsie est certainement transmissible du chien à l'homme. » Nous avions beau protester, il était manifeste que Laf... n'ajoutait pas foi à nos dénégations, et l'insistance avec laquelle il revenait sur ce sujet témoignait de la fermeté de sa conviction et de la ténacité de ses inquiétudes.

Il nous quitta le 1er décembre 1890, reprit son travail et jouit pendant quatre mois d'une excellente santé. Le dimanche 29 mars, en revenant de la campagne où il était allé promener avec sa famille, il tomba soudainement sans connaissance dans la rue et eut un accès épileptiforme très violent. Le surlendemain, à 5 heures du matin, en se levant, il tomba la face contre terre et eut un nouvel accès plus violent que celui de l'avant-veille, pendant lequel il urina sous lui et se mordit profondément le bord droit de la langue. Le lendemain il était complètement rétabli et vaquait à ses occupations ordinaires.

Le 7 septembre, à sept heures du soir, en rentrant chez lui, après une journée de travail durant laquelle il n'avait eu aucun sujet de préoccupation ni aucun malaise, il tomba sans connaissance au milieu de la rue. On le transporta à l'hôpital où il eut un second accès d'apparence épileptique, dans lequel il se fit une forte morsure à la langue.

Tout alla bien jusqu'au 11 janvier 1892. Ce jour-là, le malade commença à avoir des accès épileptiformes à type jacksonien, débutant par une déviation conjuguée de la face et des yeux vers le côté gauche, avec pâleur très accusée du visage, mouvements de déglutition, convulsions des muscles de la moitié droite de la face, état syncopal sans perte complète de connaissance. On compta, ce jour-là, une dizaine d'accès. Le 14 janvier, on assiste à une nouvelle série d'accès semblables. Puis, pendant trois jours consécutifs, les accès se reproduisent à intervalles très rapprochés. La température axillaire, au cours de cet état de mal épileptiforme, s'élève seulement à 36°,9. En dehors des accès, Laf... était très agité et se plaignait de souffrir beaucoup de la tête.

A partir du 17 janvier, l'état de mal disparaît, mais le malade reste inquiet et fatigué. Il vient nous voir à l'hôpital le 23 et nous fait part de ces derniers événements. Dans son esprit, il est évident qu'il est devenu épileptique parce qu'il a été mordu par le chien de son patron; mais il nous raconte qu'on lui a affirmé qu'il pourrait guérir par le traitement de M. Pasteur. Il vient donc nous demander un certificat à l'effet d'obtenir de la Municipalité la somme qui lui permettrait d'aller à Paris se soumettre aux inoculations.

La sincérité d'expression de ses espérances nous ayant fait penser qu'il y aurait peut-être avantage à utiliser, comme moyen thérapeutique, la suggestion à l'état d'hypnose, nous essayons d'endormir le malade par la fixation du regard. Mais trois tentatives très prolongées pratiquées les 23, 24 et 25 janvier n'ayant pas abouti, nous nous décidons à tenter la suggestion à l'état de veille. Voici comment nous procédons. Après avoir gagné la confiance du malade en paraissant partager ses idées sur l'origine, la nature et la curabilité de son mal, nous lui faisons comprendre qu'il est bien difficile de l'envoyer à Paris, mais qu'il serait possible de se procurer du liquide pastorien et de procéder, ici même, aux inoculations, dans les mêmes conditions qu'à Paris. Laf... ayant accepté avec joie cette solution qui ne l'obligeait pas à quitter sa famille, nous commençâmes, le 2 février, à lui injecter sous la peau de l'avant-bras un centimètre cube d'*eau stérilisée*.

Les injections furent religieusement administrées tous les deux jours jusqu'au 17 février. A mesure que la cure se poursuivait, Laf... devenait plus confiant et plus gai ; quand elle fut terminée, il était, disait-il, absolument certain d'être à l'abri de tout accident ultérieur. Ces prévisions se sont de tout point réalisées, car voilà deux ans qu'il jouit d'une santé parfaite. Nous l'avons vu ces jours-ci. Il était foncièrement heureux et bien convaincu que, sans le traitement pastorien, il serait mort depuis longtemps dans un accès épileptique.

II

Il est difficile, semble-t-il, en l'état actuel de nos connaissances, de ranger dans un autre cadre nosographique que celui de l'hystérie les accidents convulsifs présentés par notre malade. Si l'on n'en jugeait que par les apparences, on serait peut-être tenté de les rattacher à l'épilepsie vraie, car des crises convulsives débutant la nuit, s'accompagnant de perte soudaine et complète de connaissance, de chute brutale, de morsures profondes de la langue, de miction involontaire, etc., ressemblent davantage à des accès de mal comitial qu'à des attaques hystériques. Mais, en pareille matière, il faut se défier des apparences et chercher à établir le diagnostic sur des raisons plus démonstratives. Or, dans l'espèce, l'état mental du malade, le polymorphisme des accès convulsifs, qui, après avoir revêtu la forme de la grande épilepsie, ont pris le masque de l'épilepsie partielle, l'absence dûment constatée d'élévation de la température dans le cours d'un état de mal prolongé, enfin la guérison des accidents sous l'influence d'un traitement psychique sont autant de particularités qui doivent faire pencher la balance du côté de l'hystérie.

A la vérité, il s'agit là d'une modalité exceptionnelle, d'une forme essentiellement cérébrale, dans laquelle les symptômes convulsifs sont étroitement liés, par un rapport de causalité, à un trouble primordial de l'idéation. Mon illustre maitre, Charcot, disait souvent que l'hystérie est surtout une maladie mentale. Cette conception psychologique de la grande névrose contient un grand fond de vérité, et si elle n'englobe pas la totalité des phénomènes hystériques (lesquels ne dépendent certainement pas tous de perturbations primitives de l'esprit), elle s'applique néanmoins sans conteste aux cas où l'auto-suggestion joue un rôle pathogénique prépondérant. M. Pierre Janet vient d'en faire la démonstration dans une étude du plus haut intérêt clinique et doctrinal (1). Aussi, puisque l'occasion s'en présente, permettez-moi de vous soumettre quelques réflexions relativement à ces auto-suggestions maladives susceptibles de devenir, chez certains sujets, la cause d'accidents névropathiques plus ou moins persistants.

III

Le processus en vertu duquel une idée se fixe dans l'esprit et devient le point de départ de réactions morbides est loin d'être aussi simple qu'on pourrait le supposer de prime abord. Les malades par auto-suggestion ne sont pas, en effet, des gens crédules à l'excès, acceptant indifféremment tout ce que l'on voudrait leur inculquer. S'il en était ainsi, ils n'auraient jamais d'accidents de longue durée, car il suffirait de leur affirmer qu'ils sont guéris pour remplacer par une suggestion thérapeutique efficace la suggestion pathogène antérieure. Or, le plus souvent il n'en est pas ainsi. La suggestibilité des sujets auxquels nous faisons allusion est habituellement partielle et, pour ainsi dire, élective. A un moment donné, une pensée quelconque se présente

(1) Pierre Janet. — *État mental des hystériques, les accidents mentaux*, 1894.

et s'impose à leur esprit. L'idée parasite joue dès lors dans le mécanisme psychique un rôle prédominant. Aucune affirmation, aucun raisonnement ne peuvent l'ébranler.

Bien plus ! il arrive souvent que l'idée parasite est appréciée à sa juste valeur par le sujet qui en est la victime. Celui-ci en comprend et en proclame l'inanité, voire même l'absurdité. Et cependant l'idée née à son insu et répudiée par sa raison accomplit sourdement son œuvre dans la profondeur de l'inconscient, si bien que tout en étant, en quelque sorte, étrangère au moi, elle n'en reste pas moins une cause active de perturbations psychiques et d'accidents nerveux consécutifs. Aussi, rien n'est-il plus difficile que d'obtenir la guérison de ces accidents. Il suffirait, pour les faire cesser, de déraciner l'idée mère qui les a causés et les entretient. Mais cette idée est si profondément enracinée dans l'esprit qu'elle échappe à presque tous les moyens d'action dont nous pouvons disposer. La suggestion hypnotique elle-même qui, théoriquement, devrait être d'une efficacité certaine ne peut, la plupart du temps, être employée parce qu'il est d'observation que les sujets auto-suggestionnés ne sont pas hypnotisables. Il ne reste qu'un moyen, c'est d'user de subterfuge, de chercher le côté par lequel l'idée pathogène est accessible, et d'introduire artificiellement par ce point faible une idée nouvelle, susceptible de devenir le point de départ d'une seconde auto-suggestion opposée à la première.

IV

Quelque singulières que puissent vous paraître ces particularités, elles ne sont pas absolument isolées dans la pathologie. La genèse des idées fixes qui constituent le syndrome névropathique connu sous le nom d'*obsession psychique*, se rapproche beaucoup de celle des auto-suggestions hystériques dont nous venons de parler. Ces idées fixes se développent généralement à l'occasion d'un fait accidentel, futile en apparence. Un malade prédisposé, plus ou moins entaché de neurasthénie ou simplement surmené cérébralement, ou fatigué physiquement, entend parler, par exemple, d'une épidémie cholérique, ou il voit un chien qui pourrait être enragé, et il est pris d'une peur angoissante du choléra ou de la rage. Pourquoi cette phobie anxieuse a-t-elle pris racine dans l'esprit? Pourquoi devient-elle, à partir de ce moment, l'objet de préoccupations obsédantes? Nous l'ignorons. Mais ce que nous savons bien c'est que le malade, esclave de l'idée fixe qui le domine, est impuissant à la chasser; c'est que, tout en se rendant compte de son absurdité, il commet consciemment des actes irraisonnables; c'est qu'il vit perpétuellement dans un état de terreur morbide dont il sait pertinemment que la cause est chimérique. Laissez-moi vous citer deux exemples de ces obsessions conscientes.

Une jeune femme charmante, riche, adorée de son mari, est venue me consulter ces jours-ci parce qu'elle est tourmentée par des *obsessions coprophobiques*. Elle a la peur des ordures. Elle n'ose s'aventurer dans la rue, de crainte d'effleurer, du bout des pieds, des excréments de chien ou d'homme. Elle refuse d'embrasser son enfant, de peur d'exposer ses lèvres au contact de quelque souillure. Elle ne veut plus partager le lit conjugal pour le même motif. Elle se lave cent fois par jour les mains et le visage. Enfin, ses vêtements ne sont jamais assez propres à son gré, aussi en change-t-elle constamment. D'où lui vient cette obsession? L'été dernier, à la saison des prunes, elle voulut aller en cueillir elle-même quelques-unes dans son jardin. Au moment où, la récolte faite, elle revenait sur ses pas, elle recula d'horreur en voyant étalées, au pied du prunier, des matières fécales diarrhéiques provenant d'une selle récente. Elle fut toute bouleversée par ce spectacle et rentra chez elle en proie à l'obsession qui ne l'a pas quittée depuis.

Une autre de mes malades est obsédée par la peur des punaises. Cette étrange obsession est née dans les circonstances suivantes: Mme X... ayant heureusement accouché, son mari fut obligé d'aller faire un petit voyage avant les relevailles de sa femme. Quand il revint, une de ses parentes fit la remarque qu'il aurait été sage de nettoyer soigneusement ses effets avant de les replacer dans les armoires « parce qu'il y a souvent des punaises dans les hôtels ». Cette réflexion innocente frappa l'esprit de la nouvelle accouchée et, depuis lors, Mme X... passe tout son temps à chercher, dans ses vêtements et dans ses meubles, des punaises qu'elle ne trouve jamais.

C'est très probablement par un mécanisme analogue sinon identique que se préparent les vocations impérieuses qui entraînent certains enfants à se lancer dans des carrières toutes différentes de celles dans lesquelles leurs parents s'efforcent de les pousser. Le récit d'un acte de courage, l'histoire d'une découverte, la vue d'un tableau, peuvent laisser dans l'esprit d'un jeune sujet des empreintes indélébiles dont l'influence, consciente ou non, se fait sentir tout le reste de la vie. Il existe, dans la biographie des grands hommes, une foule d'exemples célèbres de ces vocations irrésistibles, déterminées accidentellement par des impressions futiles en apparence. Cela implique évidemment l'existence de prédispositions intellectuelles ou esthétiques en harmonie avec le choc émotionnel qui a décidé la vocation ; de même qu'il y a toujours des prédispositions névropathiques chez les personnes qui deviennent obsédées pour avoir lu un article de journal sur le choléra, ou pour avoir entendu dire qu'il y a souvent des punaises dans les hôtels. Mais, dans les deux cas, l'émotion accidentelle a joué le rôle de cause déterminante. C'est elle, en somme, qui a fait de tel névropathe un obsédé, et de tel fils d'un bourgeois placide ou illettré un grand capitaine, un savant illustre ou un artiste éminent.

V

Mais laissons ces considérations d'ordre psychologique pour aborder le côté purement médical de la question. Il y a, de par le monde, un bon nombre de personnes qui, devenues malades par auto-suggestion, sont susceptibles de guérir par auto-suggestion. Le cas du jeune Laf..., dont je vous racontais tout à l'heure les détails, est, à ce point de vue, absolument convaincant. Je veux vous en rapporter brièvement quelques autres pour vous montrer que les faits de ce genre sont moins exceptionnels que vous ne seriez peut-être tenté de le supposer.

Un médecin de la campagne, observateur très perspicace, me racontait récemment qu'une dame de ses clientes fut prise d'accidents graves de péritonite. Cette dame, mère de plusieurs enfants, avait entre autres une fille de 19 ans, douce, aimante, très pieuse et très dévouée. Voyant sa mère malade, elle pria Dieu pour elle et comme ses vœux ne paraissaient pas exaucés, elle offrit, dans une prière ardente, sa vie au Seigneur à la place de celle de sa mère. Quelques jours plus tard, celle-ci était hors de danger, mais la jeune fille devenait malade à son tour : elle avait des vomissements incoercibles, une intolérance absolue pour les aliments, des douleurs abdominales très vives. Le médecin, surpris par ces accidents dont il ne saisissait pas encore la cause, était très perplexe. En causant avec la jeune fille il s'aperçut cependant qu'elle prononçait des paroles étranges : « Il faut que je meure, disait-elle, c'est un sacrifice nécessaire, etc. » Cela le mit sur la voie d'une auto-suggestion possible. Il s'efforça de tirer l'affaire au clair, mais la malade refusa de lui révéler la cause de son mal. Craignant une catastrophe prochaine, il fit part de ses inquiétudes à un ecclésiastique, ami de la maison. Celui-ci, avec l'autorité que lui donnait sa position et la confiance dont il jouissait dans la famille arracha des aveux complets à la jeune malade. Il lui déclara alors très fermement que Dieu la déliait de son vœu impie et sacrilège, et il fit si bien qu'à partir de ce moment les accidents qui mettaient en danger les jours de cette jeune fille se dissipèrent comme par enchantement.

M. le professeur agrégé Cassaët m'a communiqué le fait suivant qui mérite également de vous être signalé : Le sonneur de cloche d'un village du Gers fut mordu par un âne. A la suite de cette morsure, il eut une longue série d'accidents paralytiques et convulsifs, très certainement de nature hystérique, qui l'effrayèrent beaucoup. Il en chercha l'explication, et dans son esprit de paysan superstitieux et ignorant il s'imagina que l'âne lui avait « donné le mal ». De plus, en vertu de ce préjugé, très répandu dans certaines contrées, que le moyen le plus efficace de combattre un sort c'est d'immoler le sorcier, il se persuada qu'il ne guérirait que si l'âne mourait de sa main. Il chercha alors à se faire livrer l'animal; mais celui-ci avait un maître, et ce maître n'entendait pas se séparer, sans compensation, d'un serviteur utile, dont la culpabilité ne lui paraissait pas suffisamment démontrée. Cependant le malheureux sonneur de cloche allait de mal en pis. Il apitoya sur son sort quelques personnes charitables, obtint d'elles la somme nécessaire pour acquérir l'âne qui l'avait mordu, puis, quand il s'en fut rendu possesseur, il le tua d'un coup de fusil, et guérit des accidents qui avaient momentanément altéré sa santé.

Ces guérisons, déterminées par des causes psychiques, ne sauraient, Messieurs, nous laisser indifférents. Elles comportent des enseignements pratiques d'une haute importance. Il faut que le médecin apprenne à les prévoir. Il faut même qu'il cherche à les susciter. Assurément, l'auto-suggestion est difficile à manier. On ne peut régler son emploi comme on fixe la posologie d'une préparation pharmaceutique. Chaque cas particulier soulève des problèmes spéciaux d'une extrême complexité. Mais l'avenir dissipera les ténèbres qui nous cachent les lois des influences pathogéniques des émotions morales, et le jour viendra sans aucun doute, où les médecins appliqueront couramment l'auto-suggestion au traitement de certains états morbides, avec la même assurance et les mêmes chances de succès que nous nous servons maintenant de la quinine contre la fièvre ou du mercure contre la syphilis.

PARIS. — IMP. GOUPY, G. MAURIN SUCC., 71, RUE DE RENNES.

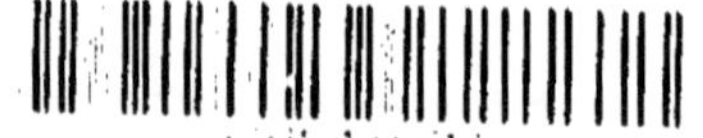

www.ingramcontent.com/pod-product-compliance
Ingram Content Group UK Ltd.
Pitfield, Milton Keynes, MK11 3LW, UK
UKHW012312240726
13966UKWH00005B/1821

9 782011 905611